Td 11.

LEÇON D'INTRODUCTION

AU COURS

DE PATHOLOGIE INTERNE

PAR

LE DOCTEUR A.-J. GAUSSAIL,

Professeur titulaire à l'École préparatoire de Médecine de Toulouse, lauréat
correspondant de l'Académie de Médecine de Paris, membre lauréat de la
Société de Médecine et de l'Académie des Sciences de Toulouse,
médecin adjoint de l'École vétérinaire, membre du
Comité de vaccine et du conseil central d'hygiène
et de salubrité de la Haute-Garonne, ancien
interne des hôpitaux de Paris.

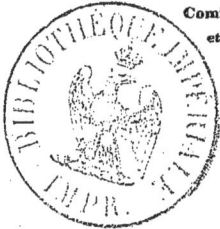

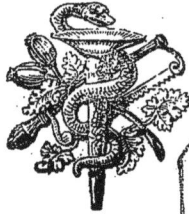

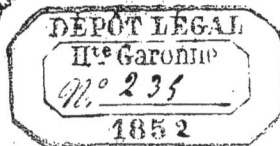

TOULOUSE,
IMPRIMERIE DE A. CHAUVIN ET COMPe,
RUE MIREPOIX, 3.

1852.

TOULOUSE, IMPRIMERIE DE A. CHAUVIN ET Cᶜ, RUE MIREPOIX, 3.

LEÇON D'INTRODUCTION

AU

COURS DE PATHOLOGIE INTERNE.

§ 1er.

Messieurs les Élèves, Messieurs,

Parmi les nombreux écrits qui nous ont été légués par l'antiquité médicale, il en est un, précieux et remarquable entre les autres, parce que sous la forme aphoristique, éminemment propre à faciliter le travail de l'intelligence et de la mémoire, il renferme un grand nombre de vérités qui ont traversé vingt-trois siècles d'observation clinique sans perdre leur caractère fondamental.

L'avant-propos de cet ouvrage commence par ces mots, qui commandent une sérieuse attention et qui, sans aucun doute, ont dû vous faire réfléchir lorsque, pour la première fois, vous avez mis le pied dans cette enceinte : *Vita brevis, ars longa.* *

Cette proposition sacramentelle du père de la médecine, je m'en empare volontiers; car vainement j'en aurais cherché

---

* Cette sentence est inscrite sur le mur du grand amphithéâtre de notre École.

une plus convenable pour inaugurer mon enseignement et pour servir en même temps de texte, je ne dirai point à mon *discours d'ouverture*, mais à une courte allocution destinée à vous présenter quelques généralités, à vous dicter quelques conseils, et qui devait nécessairement précéder la première leçon de ce cours.

Oui, Messieurs, *la vie est courte*. Toutefois, comme certains philosophes, nous n'avons pas à nous occuper ici de cette vérité envisagée au point de vue moral et dans un sens absolu. Vous aspirez au titre de médecin, je suis chargé de vous initier à la science sans laquelle vous ne le pourriez obtenir : nous devons donc, vous et moi, comparer la brièveté de l'existence humaine à l'immensité de cette science, aux difficultés de son application ; et dès-lors l'antithèse nous apparaîtra avec son imposante signification, avec ses incontestables conséquences.

J'aurais passé sous silence les études classiques si, dans ma conviction, utiles et nécessaires pour toute profession libérale, elles n'offraient pour la nôtre des ressources plus fécondes, j'ai presque dit plus indispensables.

N'est-ce point, en effet, aux langues anciennes, que l'on appelle *mortes* et qui *pourtant vivent toujours*, selon la juste appréciation qu'en faisait un savant professeur dans une solennité récente, n'est-ce point, dis-je, à ces langues que vous serez redevables de pouvoir comprendre et retenir sans efforts la terminologie scientifique ? Ne vous ouvriront-elles pas les abondantes sources de l'érudition, et, indépendamment des jouissances intellectuelles que vous trouverez dans ce commerce intime avec les écrivains des siècles écoulés, n'y puiserez-vous pas aussi d'utiles enseignements ?

Les principales langues vivantes dont l'étude a été pour vous obligatoire ne vous mettront-elles pas à même de profiter, sans intermédiaire, de toutes les élucubrations, de toutes les découvertes ?

Les mathématiques, la philosophie ne vous auront-elles

pas familiarisés avec les méthodes rigoureuses, avec la justesse et la sévérité du raisonnement ?

N'avez-vous pas enfin reçu des notions scientifiques qu'il ne vous reste, pour ainsi dire, qu'à compléter par la connaissance de leurs applications spéciales ?

Il est donc vrai qu'en agrandissant pour vous le domaine de l'intelligence et de la pensée, qu'en perfectionnant les facultés de votre entendement, l'éducation classique vous a préparés, initiés à l'étude, et je puis dire aussi à la pratique de la médecine.

Ce sont là d'immenses avantages, Messieurs, et il est juste de tenir compte du temps que vous avez consacré à leur acquisition.

La médecine a pour sujet l'homme en santé et en maladie ; elle nécessite donc un ensemble de connaissances préliminaires qui n'embrassent rien moins que la nature entière envisagée dans ses rapports avec l'être humain, c'est-à-dire dans les influences normales, nuisibles ou salutaires qu'elle exerce sur lui. Ces connaissances nous sont fournies par la physique, la chimie et l'histoire naturelle médicales.

Mais il ne suffit pas de connaître l'action des corps de l'univers sur l'organisme vivant ; il importe de savoir aussi comment cet organisme réagit sur les milieux qui l'entourent, et, pour cela, il faut connaître sa composition, sa structure et ses attributions fonctionnelles : de là, la nécessité de l'anatomie et de la physiologie.

Ici, sans que la science proprement dite s'arrête, c'est l'art qui commence, c'est-à-dire l'application des notions acquises — d'une part, à la conservation de la santé ; de l'autre, à la connaissance et à la guérison des maladies.

Les sciences naturelles, bien qu'elles soient cultivées avec un zèle soutenu, sont loin d'avoir atteint la perfection qui caractérise les sciences physiques, et il n'y a là rien d'étonnant si l'on considère les immenses différences qui existent entre les corps inorganiques et les êtres organisés.

Ainsi, la masse, la forme, les révolutions des corps plané-
taires peuvent être déterminées avec une admirable précision,
parce que ces phénomènes sont soumis aux lois limitées,
éternelles et immuables de l'attraction, lois qui ne dépendent
que d'eux-mêmes et qui servent de base invariable aux cal-
culs des astronomes.

Ainsi, la physique proprement dite et la chimie sont encore
des sciences rigoureuses, mais à un moindre degré que l'as-
tronomie, parce que, indépendamment des lois générales de
l'univers auxquelles ils restent soumis, les corps qu'elles
étudient ont des propriétés particulières, et que la pesanteur,
l'élasticité, l'affinité sont des lois qui éprouvent des modifica-
tions suivant la nature des corps sur lesquels elles agissent.

Les propriétés particulières des corps organisés sont encore
plus multipliées, plus compliquées, plus variables, plus
obscures; et cela à mesure que l'on gravit les degrés de
l'organisation. Aussi, les sciences naturelles présentent-elles
dans leur étude et dans leur application des difficultés qui
devront nécessairement se montrer réunies et à leur *summum*
d'accroissement dans la science de l'homme. Chez lui, comme
chez les animaux, l'anatomie aura découvert de merveilleux
détails de structure; la physiologie aura appris à rapporter
les actes fonctionnels à la sensibilité et à la contractilité; mais
ces deux propriétés vitales ont si peu de fixité qu'il est impos-
sible de les formuler rigoureusement, de calculer et de prévoir leurs résultats. Le scalpel et les moyens les plus subtils
d'investigations pourront-ils jamais faire apprécier dans leurs
modalités infinies cette impressionnabilité morale et affective,
source du bonheur et du malheur de l'être humain; cette
intelligence, éminente faculté qui lui donne la conscience de
son existence et de tous ses actes, qui lui permet de sentir sa
misère et sa grandeur? Non; parce que, comme l'a dit l'illus-
tre auteur de l'*Essai sur les probabilités*, « aux limites de
cette anatomie visible commence une autre anatomie dont les
phénomènes nous échappent; parce qu'aux limites de la phy-

siologie extérieure et toute de forme, de mouvéments et d'action mécaniques, se trouve une autre physiologie invisible dont les procédés et les lois seraient bien autrement importants à connaître. »

S'il n'y avait pour l'homme qu'un seul mode d'exister, les maladies du même ordre seraient parfaitement identiques et la médecine pratique aurait une perfection invariable. Mais les incalculables variations imprimées à l'état physiologique par la diversité des constitutions, des tempéraments, des idiosyncrasies, des climats, des saisons, des habitations, des mœurs, des passions, des habitudes, des professions, nous devons nécessairement les retrouver dans l'état pathologique; elles s'y montreront même souvent plus réelles, sinon plus apparentes. Nous retrouverons encore ici la sensibilité et l'intelligence comme causes de perturbations nouvelles ajoutées au désordre principal. Viendront ensuite les épiphénomènes et les complications imprévus; les maladies à siége mal déterminé, à manifestations obscures; les maladies inconnues même de nom ou qui, pour être convenablement désignées, réclament une périphrase tout entière; les maladies épidémiques avec leur génie capricieux et insaisissable.

C'est donc avec raison qu'Hippocrate a pu établir que le jugement, c'est-à-dire la détermination précise de la nature et du caractère des maladies, est difficile — *judicium difficile;* que l'expérience peut induire en erreur — *experientia fallax;* que le moment favorable pour agir est souvent passager — *occasio præceps;* et légitimer par ces trois propositions la proposition fondamentale de son premier aphorisme : *vita brevis, ars longa.*

Mais de ce que les lois de l'organisme vivant échappent à une appréciation mathématique, est-ce à dire que la médecine est une science incertaine, un art conjectural? Ces allégations, souvent formulées par les gens du monde ou par de prétendus savants, se trouvent quelquefois dans la bouche ou dans les écrits de certains médecins qui ont le double tort de généraliser et de prendre pour point de comparaison et pour but à atteindre la certitude des sciences physiques. Ils ne savent donc pas qu'il est sage et même nécessaire de savoir poser et reconnaître les limites du possible. Ils ont oublié qu'à défaut de lois proprement dites, la science, dans son état actuel, possède des données générales, des faits généraux, conquêtes précieuses résultant de l'observation et de l'expérience des siècles aussi bien que des immenses et utiles travaux des temps modernes, et qui, dans la grande majorité des cas, sont, pour le praticien instruit, des guides assurés.

Comme corollaire de l'aperçu sommaire que je viens de vous présenter, nous pouvons établir :

4o Que toutes les branches des sciences médicales sont liées entre elles par des affinités, qu'elles font un échange réciproque et constant de lumières, et qu'en un mot, chacune d'elles, pour une part plus ou moins ample, mais toujours indispensable, contribue à constituer l'art de guérir ;

2o Que si la médecine est la plus belle, la plus attrayante des sciences, elle est aussi la plus vaste, la plus complexe; et que, si les difficultés dont elle est entourée peuvent être diminuées, ce n'est que par le travail, l'étude et la réflexion soutenus pendant la vie tout entière.

Ce n'est pas avec légèreté, Messieurs, nous aimons à le croire, que vous avez embrassé la profession médicale ; il serait possible même qu'aux sérieuses réflexions qui ont préparé votre détermination, fussent venues se joindre quelques circonstances particulières qui l'ont entièrement décidée.

Peut-être, dans le cours de vos études classiques, alors que l'on vous dévoilait l'organisation mystérieuse et admirable des êtres placés aux degrés inférieurs de l'échelle zoologique, vous avez été conduits à comprendre combien plus mystérieuse et admirable devait être celle de l'homme. De cette première conception au désir, au projet d'étudier la médecine, il n'y avait qu'un pas, et ce pas vous l'avez fait.

Peut-être, un jour, dans votre famille la maladie avait
porté ses menaçantes atteintes. Déjà l'espoir ne soutenait qu'à
peine votre courage ; mais l'homme de l'art était là, au chevet
du moribond, épiant l'occasion qu'il savait être fugitive ; elle
se présenta, il sut la saisir, et un objet bien cher était con-
servé à votre affection. Ou bien, le résultat n'a pas été aussi
satisfaisant pour votre cœur : il s'agissait d'un mal qui,
minant lentement les sources de la vie, devait nécessairement
les tarir. Mais, comme le médecin a su calmer d'horribles
souffrances ! comme il a su aussi, jusqu'au terme fatal, faire
naître et ménager l'espérance avec ses illusions ! Et vous avez
pris la résolution d'étudier cette science qui apprend à guérir,
à soulager, à consoler.

Peut-être votre père est-il médecin. Vous l'avez vu souvent
rentrer au foyer domestique, harassé, souffrant peut-être,
après de longues et pénibles courses ; vous l'avez vu aussi
parfois profondément attristé d'un insuccès qu'il ne lui avait
pourtant pas été donné de prévoir ou d'empêcher ; vous l'avez
entendu se plaindre de certaines injustices, de quelques
ingratitudes ; mais souvent aussi vous avez vu la satisfaction
et la joie rayonner sur son front, parce qu'il était heureux
du bien qu'il avait fait ; vous avez vu se produire envers lui
les témoignages de cette reconnaissance qui part d'un cœur
pour arriver à un autre ; vous avez apprécié l'estime et la
considération dont il est entouré, et vous avez compris qu'il
y avait là de larges compensations. Puis, vous avez compté
qu'il guiderait vos pas incertains dans la pratique, vous avez
été heureux en songeant que vous lui ménageriez le repos
qui sera bientôt nécessaire, et vous avez voulu être médecin
comme votre père.

Peut-être avez-vous eu connaissance de ces grands fléaux
qui vont désolant les populations, de ces épidémies qui sont
notre champ de bataille à nous. Vous avez admiré le zèle
ardent et infatigable des médecins, des élèves toujours à leur
poste, bravant la contagion et succombant quelquefois mar-

tyrs de leur dévouement à l'humanité. Moi aussi, vous êtes-vous écrié, dans une magnanime inspiration, je me sens disposé à ne point reculer en présence de ces calamités publiques; moi aussi, je serai médecin.

Peut-être enfin, en étudiant l'histoire moderne de notre patrie, avez-vous ambitionné la mission héroïque du médecin militaire. Ils ont certainement frappé votre attention ces grands noms de Percy, de Desgenettes, de Larrey.... Percy qui pendant sa vie entière consacre un vaste et profond savoir aux améliorations que réclamait l'hygiène du soldat; Desgenettes qui, pour relever et soutenir le courage de l'armée, s'inocule la peste en Orient; Larrey, déployant son activité, son courage, son talent sur tous nos champs de bataille, dans tous nos hôpitaux, et que Percy lui-même proclame l'exemple et l'honneur de ses collègues : caractère noble et généreux, illustration aussi pure qu'impérissable dont nous pouvons être fiers ici, car, sachez-le si vous l'ignoriez, celui que Napoléon Ier savait si bien apprécier, celui qu'il nomma dans son testament en ajoutant : *C'est l'homme le plus vertueux que j'aie connu*, avait commencé ses études dans notre cité, lorsqu'après la destruction de sa *faculté*, elle ne possédait plus qu'un enseignement médical libre; et, sachez-le aussi, c'est lui qui, en 1806, après une mémorable bataille, guidé par un sentiment pieux envers ses premiers maîtres, ne profita des offres de *son Empereur* que pour lui demander la création de notre Ecole. Ces beaux titres de gloire, ces admirables dévouements, ces abnégations sublimes ont fait tressaillir vos cœurs d'enthousiasme, et vous avez dit : je serai médecin militaire.

C'est bien, jeunes hommes; ces motifs offrent de suffisantes garanties pour le présent comme pour l'avenir, et nous les acceptons. Aussi, croyez-le bien, lorsque tout-à-l'heure je vous signalais les aspérités de la route que vous avez entrepris de parcourir, ce n'était pas pour porter le découragement dans vos âmes; non, je remplissais un premier devoir,

je n'avais en vue que de poser des prémisses pour arriver
aux conséquences déjà signalées, conséquences générales qu'il
nous faut maintenant spécialiser et rattacher au sujet de
notre enseignement.

En premier lieu, quelle est la méthode que nous prendrons
pour guide ?

Établissons d'abord qu'en médecine il existe une différence
entre ces deux expressions : *système* et *doctrine*, et que c'est
par une véritable usurpation que celle-ci est prise comme
synonyme de la première.

Les systèmes ont leur origine dans les idées dominantes
d'une époque, idées saines et suffisantes d'abord, et qui n'ont
cessé de l'être que par l'extension extrême qu'on leur avait
donnée, ou parce que la science a fait de nouvelles acquisitions. De là, le besoin de substituer d'autres idées aux idées
désormais défectueuses ; de là, une réaction qui ne sera pas
plus durable que celle qui l'a précédée, parce que n'embras-
sant, comme elle, qu'un certain nombre de faits qu'elle se sera
hâtée d'ériger en principes généraux, comme elle aussi, elle
n'aura servi qu'à soulever une faible partie du voile qui cou-
vre la vérité. C'est là l'histoire de tous les systèmes exclusifs,
et c'est assez dire que nous les répudions.

Une doctrine, au contraire, embrasse les idées et les faits
de toutes les époques ; elle les rassemble, les coordonne, les
compare, les apprécie, et procédant toujours dans ses opérations avec une extrême lenteur, elle ne proclame les vérités
qui en sont les conséquences qu'alors qu'elles ont été bien
acquises et démontrées. Or, dans l'enseignement comme dans
la pratique de la médecine, il n'est qu'une seule doctrine :
c'est celle dont les principes émanent de la nature elle-même
et qui s'appuie sur ces deux bases fondamentales : *l'observation* et le *raisonnement*, ou *l'analyse*, comme on le dit aujour-
d'hui. *Duo sunt præcipui medicinæ cardines, observatio scili-
cet et ratiocinium*, ainsi que Baglivi l'a établi après Hippocrate,

en ajoutant que le second de ces éléments doit être subordonné au premier : *Observatio est filum quo dirigi debent medici ratiocinia.*

Mais l'observation démontre que si les systèmes exclusifs sont vicieux et insuffisants, ils renferment quelques principes empreints du cachet de la vérité, et qu'il faut, par conséquent, choisir dans chacun d'eux, ou tout au moins dans les principaux, tels que le solidisme, l'humorisme, le vitalisme, ce qu'il y a de vraiment utile. Nous voilà donc conduits à l'éclectisme.

Cette méthode, transportée de la philosophie dans la médecine, doit être envisagée sous deux aspects qui auraient dû être soigneusement différenciés dans les discussions qu'elle a soulevées il y a quelques années.

Il est, en effet, un éclectisme qui atteste chez ses partisans le dédain ou l'oubli des plus simples règles de la logique, qui proclame le doute et l'indifférence en matière de médecine; à peine aurions-nous besoin de dire que cet éclectisme n'est pas le nôtre.

Il est un autre éclectisme qui, sans cesser de reconnaître l'observation et le raisonnement comme bases fondamentales de la science et de l'art, comme éléments indispensables de leurs progrès, recherche dans les conceptions systématiques la part de vérité qu'elles renferment, s'en empare et représente ainsi la somme de connaissances acquises à une époque donnée. Ce sera là notre éclectisme, qui, ainsi compris du reste, se confond avec la méthode expérimentale et rationnelle dont il ne diffère que de nom.

Telle est, Messieurs, la méthode générale, la doctrine que nous adoptons; et, n'en déplaise à quelques novateurs, elle n'est autre que la Doctrine Hippocratique, agrandie, fécondée par les acquisitions des siècles.

Dans notre exposition, nous ne perdrons pas de vue le titre et la destination de cette Ecole; et, sans vous donner la science absolument *toute maschée*, comme dit le vieux Montaigne, sans l'écourter surtout, nous nous efforcerons de vous la rendre toujours compréhensible.

Tout en restant fidèle à la loi du progrès, nous ne nous laisserons pas éblouir par ce mot, et nous n'oublierons pas qu'au point de vue du progrès réel, la confirmation d'une opinion ou d'un fait a souvent plus de valeur que certaines innovations.

Nous rencontrerons des lacunes, des points obscurs ou indécis; loin de chercher à vous les déguiser par de subtiles explications, nous vous les signalerons sans détours, parce qu'*il vaut mieux s'arrêter que marcher dans les ténèbres*. Aussi bien sera-t-il peut-être donné à quelqu'un de vous de transformer en faits acquis ces *desiderata* de la science.

L'expérience d'un seul homme, fût-elle des plus vastes, serait impuissante à féconder convenablement les données de la science. Aussi, sans renoncer à invoquer, dans quelques circonstances, une expérience personnelle qui, si elle n'est pas vieille encore, ne peut plus être appelée jeune, nous ferons un fréquent appel à l'expérience des maîtres de l'art, et, si parfois nous vous citons textuellement les préceptes des anciens, nous n'aurons d'autre but que de les graver plus profondément dans votre esprit.

L'enseignement oral ne peut pas tout embrasser, il faut qu'il soit aidé et complété par la lecture et la méditation des bons ouvrages; nous aurons donc le soin de vous indiquer les traités généraux et les monographies qui vous seront le plus utiles.

C'est ainsi, Messieurs, qu'à un point de vue bien généralisé, je comprends les obligations que m'impose l'enseignement dont je suis chargé.

Plusieurs d'entre vous connaissent l'engagement solennel que j'ai déjà pris de me consacrer tout entier à ma mission nouvelle; ils savent aussi sur quels éléments je compte pour l'accomplir dignement: il serait donc inutile de les mentionner

de nouveau; il en est un pourtant que je tiens à repro-
duire.

Si, de nos jours, le disciple disparaît souvent, c'est peut-
être parce que le maître s'efface en dehors de ses leçons. Il
ne peut pas, il ne doit pas en être ainsi dans les *Écoles pré-
paratoires;* et cette considération est intervenue, sans aucun
doute, dans les motifs qui ont décidé leur création. J'étais
pénétré de ces pensées lorsque, après mon installation, je
disais :

« .... Je compte sur l'encouragement que me fourniront
des élèves qui connaissent tout le prix du travail, toute l'importance d'une assiduité attentive et soutenue. J'espère qu'ils
me réserveront une part de cette sympathie, de cette con-
fiance acquises à mes collègues; j'espère que, ne voyant en
moi qu'un maître dont l'autorité se confondra toujours avec le
désir bien senti de contribuer à leur instruction professionnelle,
ils voudront bien y voir en même temps un père, un ami,
disposé, en toute circonstance, à les aider de ses conseils. »

Le moment est venu, Messieurs, de me fournir cet encouragement, de répondre à mon attente.

Soyez donc assidus aux cours qui vous sont destinés, et
que cette assiduité ne soit pas pour vous une obligation impo-
sée par les règlements universitaires, mais une conséquence
spontanée du besoin et du désir de vous instruire. J'en dis
autant des questions qui devront vous être adressées comme
complément de nos leçons.

Ne laissez point se perdre la parole de vos maîtres, ne
vous contentez pas de la confier à la mémoire, qui vous ferait
inévitablement défaut; mais recueillez-la dans des notes som-
maires, que vous compléterez ensuite dans le silence et la
méditation. C'est là un moyen pour apprendre et pour bien
apprendre, pour vous assimiler, en quelque sorte, la science;
je ne saurais donc assez vous le recommander. J'ajoute que
ces notes ne vous seront pas utiles seulement pendant votre
séjour dans les Écoles, mais que plus tard aussi elles pour-

ront doubler pour vous la durée du temps en vous épargnant de longues recherches.

Les cours de pathologie et les cours de clinique se prêtent un appui mutuel indispensable ; gardez-vous bien, par conséquent, d'établir entre eux la moindre séparation.

Ne croyez jamais savoir plus que vous ne savez réellement, et pour éviter cet écueil contre lequel on se heurte fréquemment dans le cours des études médicales, ce que vous savez, apprenez-le de nouveau pour le savoir mieux encore.

Une condition indispensable pour les études scientifiques, c'est l'absence de ces préoccupations générales qui détournent invinciblement la pensée de son but. Il y a un an, Messieurs, alors que la société était menacée dans son existence, alors que sous nos pas s'entr'ouvrait un incommensurable abîme, c'est à peine si j'aurais pu espérer quelques résultats de cette allocution. Mais, aujourd'hui que l'ordre et la sécurité ont été rétablis, grâce à l'intervention providentielle du Prince qui veillait sur nos destinées et qui s'est acquis d'imprescriptibles droits à la reconnaissance de tous ; aujourd'hui que, pour notre patrie, a commencé une ère de calme et de stabilité, je suis fondé à formuler nettement mes espérances.

Oui, Messieurs, ces paroles et ces conseils auront été entendus, et ils produiront leurs fruits ici comme dans les Écoles où vous irez compléter votre instruction médicale. Ils produiront encore leurs fruits lorsque commencera pour vous cette vie de dévouement et d'abnégation, et qui, vous le savez, ne doit pas cesser d'être une vie de labeur et d'étude. Puissent-ils contribuer à procurer à chacun de vous tous les succès, toutes les prospérités légitimement désirables dans l'exercice de notre profession ! La réalisation de mes prévisions et de mes vœux serait, n'en doutez pas, ma satisfaction la plus pure en même temps que ma plus douce récompense.

§ II.

S'il manquait une confirmation à la sentence qui a servi de

texte aux considérations que je viens de vous exposer, nous la trouverions certainement dans les heures, toujours bien *courtes*, si on les compare à l'*étendue* des matières qui doivent être traitées dans l'enseignement d'une branche quelconque de la médecine. Joignons donc l'exemple au précepte en abordant aujourd'hui même notre sujet, et occupons-nous d'abord de l'*idée générale* et des *divisions* de la pathologie.

Je vous disais naguère qu'à un point de vue philosophique, la pathologie comprenait dans son domaine *tout ce qui a trait à l'histoire des maladies*. Cette proposition est fondée, puisque toutes les autres branches des sciences médicales concourent *à la connaissance et à la guérison des maladies* ; mais, pour mieux préciser son objet, il faut la définir : *la science des maladies*, et dire qu'elle comprend les connaissances qui se rattachent *directement* à leur histoire.

La pathologie est *une* et *indivisible* ; cependant, pour faciliter son étude ou par d'autres considérations, on a établi dans cette science plusieurs divisions.

On a admis une pathologie *interne ou médicale*, et une pathologie *externe ou chirurgicale*.

Cette division n'est pas réelle, et si elle paraît fondée en pratique, c'est parce que les maladies *chirurgicales* réclament l'application d'un art particulier, de la *chirurgie* proprement dite, qui, à tout prendre, et sans vouloir en aucune façon diminuer son importance, n'est qu'une branche de la *thérapeutique*.

Pour prouver combien peu se trouve fondée cette division, nous dirons d'abord que les maladies *chirurgicales* seraient réduites à un petit nombre, si l'on comprenait seulement sous cette dénomination celles qui ne peuvent guérir qu'à l'aide d'opérations manuelles.

Nous mentionnerons aussi la confusion introduite par l'usage, et par suite de laquelle l'*ophtalmie*, l'*érysipèle* sont traités dans les cours et dans les ouvrages de pathologie *interne* et de pathologie *externe*. Il en est de même du *tétanos*, de l'*hydrophobie* et de plusieurs autres maladies.

Les maladies de la peau sont *externes*, et on ne peut pas cependant les appeler *chirurgicales*.

Le médecin doit connaître *toutes* les maladies qui se rattachent à ces deux branches de l'art de guérir, bien que, suivant son aptitude, ses goûts, la direction imprimée à ses études, il s'adonne plus particulièrement ou exclusivement à l'une d'elles.

Que penser, par exemple, du *chirurgien*, c'est-à-dire de l'homme de l'art familiarisé avec la pratique des grandes opérations, et qui, après l'amputation d'un membre, une ligature d'artère, etc., etc., abandonnerait son malade aux chances d'une pneumonie ou de toute autre maladie interne, faute par lui d'en connaître les symptômes?

Que penser aussi du *médecin*, c'est-à-dire de l'homme de l'art qui, par une raison quelconque, ne pratiquerait pas la chirurgie, et qui ne serait pas apte à donner de salutaires avis sur l'opportunité d'une grande opération, sur les chances qu'elle offre de succès ou d'insuccès?

C'est surtout dans la pratique de la médecine à la campagne que seraient graves les inconvénients de la distinction qui nous occupe. Là, en effet, le praticien doit être à la fois médecin et chirurgien, et il ne lui est pas loisible, comme dans les villes, de recourir à des confrères. Félicitons-nous donc que l'enseignement de nos jours réponde parfaitement aux exigences de la profession médicale.

Les *spécialités* qui se multiplient considérablement ne constituent que des divisions arbitraires. Je me contente de les mentionner et de dire que ceux qui s'y livrent sont tenus de posséder l'ensemble de la pathologie, sous peine d'être confondus avec les empiriques.

Abordons la division qui, seule, doit arrêter notre attention. Elle consiste à distinguer la pathologie en *générale* et en *spéciale*. Dans l'une, l'on s'occupe de *toutes* les maladies dans

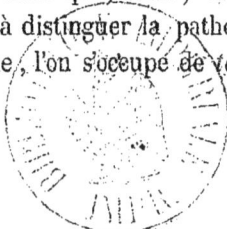

2

ce qu'elles ont de *commun* , on les étudie en *masse* pour ainsi
dire; dans l'autre, on s'occupe de chaque maladie en *particulier*.

Existe-t-il une branche des connaissances médicales que
l'on puisse désigner sous la dénomination de pathologie *générale ?* Dans l'affirmative , quel est son domaine? Comment
faut-il l'envisager et l'étudier? Examinons successivement ces
deux questions.

Toutes les maladies sont produites par des *causes ;* — elles
se traduisent , se révèlent par des *symptômes ;* — elles offrent
dans leurs cours des périodes d'*invasion* , d'*augment* , de *dé-
clin*, de *terminaison.* Toutes les maladies doivent être connues
dans leur *siége*, dans leur *nature* , dans leur terminaison *heu-
reuse* ou *fatale.* Il y a donc des sources où peuvent être puisés
les éléments qui servent à établir leur *diagnostic* et leur *pronostic.*

Voilà , sans contredit, des caractères communs dont la
connaissance appartient incontestablement à la pathologie
générale, qui a pour attributions « d'envisager les maladies
dans leurs rapports communs, leur point de contact, les liens
qui les unissent. »

En un mot, la pathologie *générale* « est une méthode d'étude
qui consiste à réunir sous des points de vue généraux, et dans
un même cadre, les traits les plus saillants de toutes les
maladies. » (Rochoux).

Mais là n'est pas toute la pathologie générale.

Pinel, en décrivant dans sa *Nosographie philosophique* les
caractères généraux des *phlegmasies,* des *névroses*, des *hémorrhagies*, etc., a fait encore de la pathologie générale.

Cabanis, avant Pinel, avait compris l'utilité de cette pathologie générale appliquée à l'étude des maladies , selon qu'elles
ont leur siége dans des appareils organiques *tout entiers* (ner-
veux , musculaire, sanguin , lymphatique) , ou bien qu'elles
siégent dans des organes *particuliers* (estomac, foie, pou-
mons, etc.).

Cette manière de voir en pathologie n'est autre que celle

que Bichat a appliquée à l'anatomie, et qu'il a si heureusement fécondée dans son *Anatomie générale.*

M. Dubois (d'Amiens) est entré récemment dans la voie qu'avaient suivie Pinel et Cabanis. — Il a décrit, à un point de vue général, certaines maladies *qui ont des caractères communs*, parce qu'elles peuvent affecter *plusieurs systèmes organiques*, et qui présentent des *caractères particuliers* lorsqu'on les observe *dans chacun de ces systèmes.*

Dans cette manière de voir de M. Dubois (d'Amiens), il y a une extension donnée à la pathologie générale. On pourrait même se demander si l'on ne fait pas de la pathologie *spéciale* en s'occupant, même à un *point de vue général*, des *inflammations*, des *hémorrhagies*, des *diverses lésions organiques*, etc., etc. En y réfléchissant pourtant, l'on ne tarde pas à s'apercevoir que ces descriptions ne rentrent pas exactement dans les *généralités* de la pathologie, telles que je vous les indiquais tout à l'heure, mais qu'en même temps elles ne constituent pas des *spécialités.* Ces descriptions seront, si l'on l'on veut, les *généralités* des *spécialités*, ou, mieux encore *l'introduction à l'étude des maladies particulières ;* mais elles seront par conséquent des *généralités.* J'ajoute que cette *introduction* a sa raison d'être, ne fût-ce que parce qu'elle est utile, nécessaire, indispensable même pour faciliter l'étude des maladies.

Ainsi, nous admettons deux divisions dans la pathologie *générale* : l'une qui consiste à étudier les maladies au point de vue *le plus général*, sous le rapport de leurs causes, de leurs symptômes, de leur diagnostic, de leur pronostic, de leur terminaison, etc. ; l'autre, ayant dans ses attributions l'étude des caractères communs que présentent certaines maladies.

On pourrait objecter que les notions qui rentrent dans le domaine de la pathologie *générale* ne peuvent résulter que de l'observation des faits *particuliers*, et que, dès-lors, leur exposition devrait *suivre* la description des maladies au lieu de la *précéder.*

Sans doute, des observations particulières, et en grand nombre, ont été nécessaires pour établir les *données générales* de la pathologie; mais ce n'est pas une raison pour qu'il faille remonter aux *éléments* et recomposer de nouveau ces données générales, pour qu'il faille renoncer à profiter des acquisitions de la science.

L'observateur, le praticien, ne peut et ne doit *généraliser* qu'après avoir été suffisamment autorisé à le faire par un nombre de faits bien interprétés. Il n'en est pas de même pour le *professeur ;* il lui importe et il importe plus encore à ceux qu'il a la mission d'instruire, d'exposer en premier lieu les *généralités* de la science. C'est là l'opinion d'un des plus illustres médecins du siècle dernier, de Boërrhaave, dont la pratique et l'enseignement brillèrent d'un si vif éclat dans l'Europe entière : *Docenti autem*, dit-il, *procedendum est à generalibus ad singularia quæque, dùm inventa explicat.*

C'est donc ainsi que nous procéderons. Mais, j'ai hâte de le dire, nous élaguerons de la pathologie *générale* les amplifications dogmatiques, les appréciations et les discussions qui se rattachent à la *philosophie médicale*, pour nous circonscrire dans une exposition bien autrement utile, c'est-à-dire dans celle des notions qui vous sont indispensables pour bien saisir la description *spéciale* des maladies.

La pathologie *générale* comprend quatre divisions, savoir :

1º La *nosologie*, qui fait connaître la *dénomination*, les *différences* et la *classification* des maladies :

2º L'*étiologie*, qui traite des causes qui produisent ou contribuent à produire les maladies ;

3º La *symptomatologie*, qui fait connaître les phénomènes qui précèdent et accompagnent les maladies ;

4º La *séméiologie* ou *séméiotique*, qui est la doctrine des *signes* appliquée soit au *diagnostic* des maladies, soit au *jugement* des maladies pour en tirer un *pronostic.*

A ces quatre divisions, il convient d'ajouter la *thérapeutique*, qui, envisagée à un point de vue général, ne peut comprendre que des notions succinctes sur les *indications* et les *méthodes* curatives.

§ III.

La première notion qu'il s'agit d'acquérir en *nosologie* , est celle qui se rapporte à la *définition*, à l'*idée générale* de la maladie.

Cette notion a varié à toutes les époques de la science, selon les systèmes dominants, et elle a donné lieu à une foule d'opinions hypothétiques. Comme il n'entre pas dans notre plan de les passer en revue, nous nous bornerons à un aperçu sommaire et restreint, mais qui sera suffisant pour arriver au but que nous nous proposons d'atteindre.

1o Pour certains pathologistes de nos jours, la maladie est *un trouble, une déviation de la santé, un dérangement notable survenu dans l'exercice d'une ou de plusieurs fonctions.*

C'est là une énonciation vague plutôt qu'une définition.

2o D'autres ont considéré comme constituant la maladie : *toute lésion survenue soit dans les conditions chimiques , physiques,, mécaniques , soit dans les conditions vitales de l'organisme.*

Ce n'est pas encore là une définition, c'est tout au plus une division des maladies.

3o Sous le règne de l'humorisme, la maladie était considérée comme *une altération quelconque des humeurs.*

4o Pour les organiciens, la maladie consiste dans une *lésion des organes*, amenant à sa suite *un trouble fonctionnel.*

Les deux définitions précédentes ne reposent que sur la cause immédiate, réelle ou supposée de la maladie ; elles demeurent par conséquent incomplètes et insuffisantes.

5o D'après la doctrine hippocratique, l'organisme vivant offre à considérer dans sa composition *trois éléments*, savoir : 1o des *parties solides* faisant office de rouages *(continentia) ;* 2o des *parties liquides* destinées à alimenter ces rouages *(con-*

tenta) ; 3° des forces pour les mettre en mouvement *(enor-monta)*.

Ces trois éléments représentent le *principe*, les *moyens* et le *but* de la vie. Le principe, c'est *la force vitale ;* les moyens ou instruments, ce sont les *organes ;* le but, c'est la *conservation* et *la reproduction de l'être vivant.*

L'*organisme* humain doit être considéré comme un grand appareil d'assimilation, et la *vie* comme une grande *fonction.*

La vie ne s'entretient que par les stimulants extérieurs. — Si ces stimulants sont *normaux, hygiéniques*, la vie est à l'état de *santé ;* s'ils sont *anormaux*, la vie est à l'état de *maladie.*

Conformément à ces données physiologiques, l'École Hippocratique envisage la *santé* et la *maladie* comme deux aspects, deux formes, deux manifestations de la vie ; à son point de vue, la maladie n'est qu'une *fonction morbide*, et elle la définit ainsi :

« Une *réaction* de la vie, un *effort* de la nature, contre une » cause quelconque de trouble opérée dans le but éloigné de » la conservation de l'individu. »

Cette définition serait irréprochable si elle n'était pas trop généralisée ; il faut le reconnaître pourtant, elle a une valeur et une signification incontestables, et il faut en tenir compte.

Il est bien vrai que, dans toute maladie, il s'opère une *réaction vitale* qui a pour *instrument* soit l'organisme entier, soit un ou plusieurs organes. Mais il ne l'est pas également que cette *réaction* ait *constamment* pour but la conservation de l'individu par l'élimination d'un agent morbifique, car *tous* les agents morbifiques ne sont pas matériels et par conséquent susceptibles d'être éliminés.

Ce que l'on peut établir à cet égard, c'est que le plus souvent dans les maladies, il y a une tendance plus ou moins manifestée de la part des *instruments de la vie* à revenir à leur type normal ; mais que, dans d'autres cas, il y a tendance à la désorganisation la plus complète.

6° Un célèbre pathologiste allemand, Reil, définit ainsi la maladie :

« Une *réaction* accidentelle, un *acte* et un *acte particulier*,
» fondé sur l'organisme, que des circonstances *insolites* sollici-
» tent seulement à convertir ses opérations ordinaires en
» d'autres *insolites.* »

Comme on le voit, cette définition tient compte de l'*orga-nisme,* sans pour cela cesser de faire la part à la *vitalité ;* d'un autre côté, elle passe sous silence le *but intentionnel* formulé et généralisé dans la définition hippocratique, et par ces deux motifs elle est préférable à celle-ci.

7° Voici enfin une définition basée sur les mêmes princi-pes que les deux précédentes, mais moins généralisée que la première, plus nettement précisée dans ses termes que la seconde : c'est celle de M. Gendrin.

« Une maladie est une réunion de phénomènes *insolites*,
» simultanés ou successifs, coordonnés entre eux , qui se déve-
» loppent par suite d'une altération dans les conditions physio-
» logiques des organes. Ainsi considérée, une maladie est un
» *grand acte* à éléments plus ou moins nombreux qui s'accom-
» plit sous l'*influence de la vie.* »

Et maintenant, Messieurs, comme conclusion des considé-rations qui viennent d'être exposées, nous devons établir : qu'en pathologie, comme en physiologie, il faut tenir compte des organes, mais sans faire abstraction de la *force* qui les anime et à laquelle ils doivent leur action.

C'est là une si imposante vérité, qu'elle est tacitement acceptée et quelquefois même avouée sans réserve par les organiciens exclusifs. Je pourrais vous en fournir plus d'une preuve, mais je me borne à la suivante.

Broussais, le fondateur du *solidisme* moderne, admet en physiologie une *chimie vivante*, une *puissance créatrice* char-gée de l'assimilation, une *puissance vitale qui préexiste* nécessai-rement à la propriété fondamentale des tissus. Voilà qui est bien significatif. Mais prenons le grand réformateur sur le terrain de la pathologie. Voici comment il s'exprime sur la valeur des altérations matérielles des organes, et cela, sans doute, dans un moment où chez ce puissant génie la conception systématique avait fait place à la vérité.

« On demande trop, dit-il, à l'anatomie pathologique en » exigeant d'elle toutes les certitudes.

» L'observation de la vie vient avant elle, se passe d'elle » le plus souvent pour le bonheur de l'humanité, et supplée » dans tous les cas à ce qu'elle ne peut donner.

» Eh quoi ! il n'y aurait d'autres maladies que celles qui » dépendent de la détérioration des organes, et les phéno- » mènes qui préparent et amènent ces détériorations ne » seraient que des ombres fugitives? Les médecins qui ne » vivent pas au milieu des morts dans les hôpitaux seraient » condamnés à passer leur vie au milieu des chimères ?

» Singulière doctrine que celle de ne vouloir reconnaître les » maladies que parvenues au degré où on les trouve sur les » cadavres ! Non, non, la vraie maladie est dans l'action mor- » bide qui a produit cette altération. »

Nous complèterons dans la prochaine leçon les considérations relatives à la nosologie. Je vous laisse pour aujourd'hui sous l'impression de cette haute pensée qui résume et décide nettement une des plus importantes questions de la pathologie générale. Qu'elle soit toujours présente à votre esprit, et je suis persuadé que vous lui devrez plus tard d'utiles inspirations.

(Extrait du Journal de Médecine et de Pharmacie de Toulouse. — Livr. Novembre.)

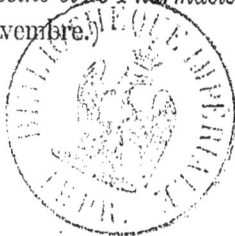

www.ingramcontent.com/pod-product-compliance
Lightning Source LLC
Chambersburg PA
CBHW060508200326
41520CB00017B/4959